BEI GRIN MACHT SICH IHR WISSEN BEZAHLT

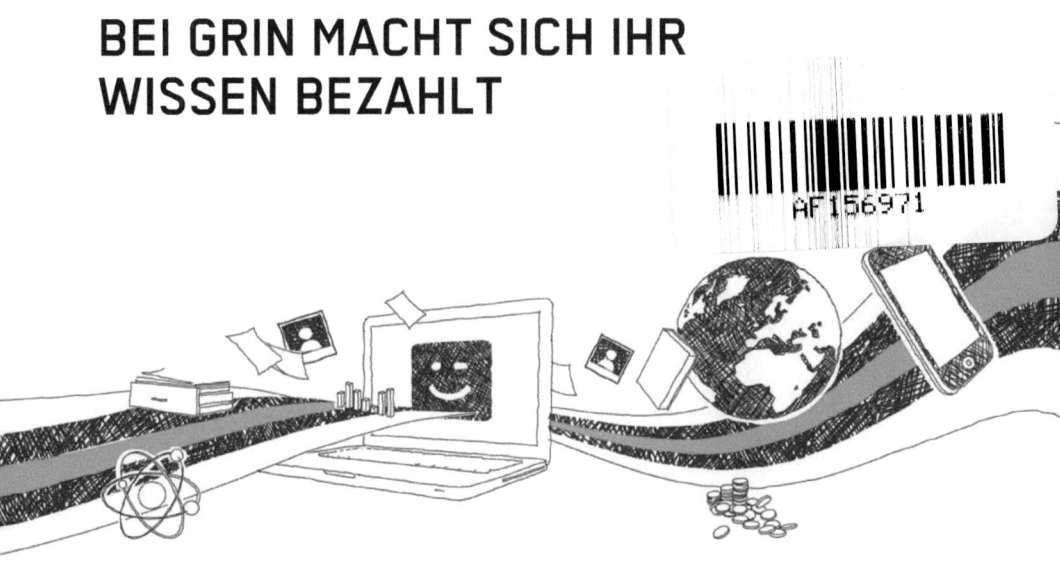

- Wir veröffentlichen Ihre Hausarbeit,
  Bachelor- und Masterarbeit

- Ihr eigenes eBook und Buch -
  weltweit in allen wichtigen Shops

- Verdienen Sie an jedem Verkauf

Jetzt bei www.GRIN.com hochladen
und kostenlos publizieren

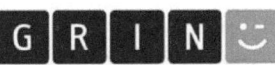

Bibliografische Information der Deutschen Nationalbibliothek:

Die Deutsche Bibliothek verzeichnet diese Publikation in der Deutschen National-
bibliografie; detaillierte bibliografische Daten sind im Internet über http://dnb.d-
nb.de/ abrufbar.

Impressum:

Copyright © 2018 GRIN Verlag
Druck und Bindung: Books on Demand GmbH, Norderstedt Germany
ISBN: 9783668920064

Dieses Buch bei GRIN:

https://www.grin.com/document/462557

Anonym

Virtual Learning im Rahmen der medizinischen Ausbildung. Analyse von Vor- und Nachteilen

GRIN Verlag

MSB Medical School Berlin

Hochschule für Gesundheit und Medizin

Fakultät Gesundheit

Bachelorstudiengang Medizinpädagogik

Hausarbeit

Inwiefern birgt das Lernen in der virtuellen Realität, speziell im Rahmen der medizinischen Ausbildung, Vor- oder Nachteile gegenüber dem Lernen in einer nicht virtuellen/realen Simulation bzw. dem "in-situ-Lernen" in der Praxis?

vorgelegt am: 27.03.2018

Inhaltsverzeichnis

Zusammenfassung/Abstract:

In der vorliegenden Studienarbeit werden die Vor- und Nachteile des Lernens in einer virtuellen Realität (VR) beleuchtet. Hierzu werden, nach einer Vorstellung der bisherigen Ausbildungsmethoden, drei große Anwendungsbereiche, nämlich die theoretische Ausbildung, die Klinik/Chirurgie und die Präklinik, unterschieden. Durchweg sieht die Literatur und die derzeitige Forschung hier Vorteile im Einsatz der virtuellen Realität gegenüber traditionellen Lernmethoden. Auch der Verfasser dieser Arbeit kommt daher am Ende zu dem Schluss, dass das Lernen in der virtuellen Realität einen vielversprechenden Ansatz bietet, weitere Forschung auf diesem Gebiet jedoch nötig ist, vor allem in Hinblick auf die Messung der Effektivität dieser relativ neuen Simulationsmeth

1 Einleitung

Die Ausbildung von medizinischem Fachpersonal auf der einen und von ÄrztInnen auf der anderen Seite, hat sich in den letzten Jahren stetig verändert. Gestiegene Anforderungen, vor allem im Bereich des nicht-ärztlichen medizinischen Fachpersonals, bedeuten auch einen immer höheren Anspruch an eine adäquate, hochwertige und zielführende Aus-, Fort- und Weiterbildung.

Allein das Wachstum an theoretischem Wissen in der Medizin ist enorm. So hat sich 1950 das medizinische Wissen noch in 50 Jahren verdoppelt, während es 2010 nur noch 4 Jahre waren. Schätzungen gehen davon aus, dass es im Jahre 2020 nur noch 73 Tage dauern wird, bis sich das komplette medizinische Wissen verdoppelt. (Lux, 2017)

Im Bereich der Medizin liegt eine der großen Herausforderungen auf dem Gebiet der Aus-, Fort- und Weiterbildung vor allem darin, dass oft auch invasive Maßnahmen, das heißt Handlungen, die in die körperliche Integrität eines Patienten eingreifen, erlernt und immer wieder trainiert werden müssen.

Vor allem im Rettungsdienst gibt es mit der Einführung des Notfallsanitäter-Gesetzes im Jahre 2014 die Situation, dass ein großer Teil des rettungsdienstlichen, nichtärztlichen Personals damit konfrontiert ist, in Zukunft auch vermehrt invasive und sogar heilkundliche Maßnahmen am Patienten durchführen zu müssen. (NotSanG § 4 Abs. II Ziff. 1 lit. c und § 4 Abs. II Ziff. 2 lit. c)

Der zeitliche, finanzielle und organisatorische Rahmen, vor allem bei den angebotenen Ergänzungslehrgängen für Rettungsassistenten/innen von 80h-960h Weiterbildung (NotSanG § 32 Abs. II Ziff. 1 & 2), reicht dabei jedoch leider nicht aus, um diese Maßnahmen umfassend im Krankenhaus am echten Patienten erlernen zu können, wie dies bei angehenden Ärzten der Fall ist.

Zusätzlich zu den bereits angeführten Herausforderungen treten weitere Probleme auf bzw. kommen Aufgaben hinzu, die sich in der vergangenen Zeit gewandelt haben. So überträgt sich der rasante Fortschritt in der Technologie auch auf die Medizin: in immer kürzeren Abständen erscheinen neue Hilfs- und Arbeitsmittel auf dem Markt, mit denen das Personal fachgerecht und sicher umgehen muss.

Des Weiteren verändert sich durch den demografischen Wandel das durchschnittliche Patientenklientel, da es mit Blick auf die Gesamtbevölkerungszahl in Deutschland prozentual immer mehr Menschen im fortgeschrittenen Alter gibt (Focus Money, ohne Jahresangabe). Dies ist auch verbunden mit gestiegenen

Anforderungen an sogenannte „soft-skills" in der Versorgung, vor allem bei der Behandlung von geriatrischen Patienten.

Um die medizinische Behandlung sicherer zu machen wird außerdem auch in der Medizin immer mehr Wert auf die sogenannten „human factors" und das der Fliegerei entnommene „crew ressource management" (CRM) gelegt (Rall, Koppenberg, Hellmann, & Henninger, 2013).

Diese aufgeführten Punkte sind nur ein Teil der Herausforderungen, mit denen sich Lehrende im Bereich der Medizin konfrontiert sehen. Um die vorher festgelegten Lernziele, vor allem in Hinblick auf die praktischen Fertigkeiten, bestmöglich zu erreichen, gibt es verschiedene Möglichkeiten, Ansätze und Versuche, von denen ich im Folgenden zunächst die gängigsten vorstellen möchte, bevor ich diesbezüglich eventuelle Vor- und Nachteile des Trainings in einer virtuellen Realität aufzeigen möchte.

2   Bisherige Ausbildungsmethoden

2.1   Lernen im (prä-)klinischen Umfeld

Auf den ersten Blick scheint das Lernen „in-situ", d.h. in der Praxis direkt am lebenden Patienten die beste Lernform in Hinblick auf Verstehen und Anwenden darzustellen. Das Problem bestimmte Umstände simulieren oder sich vorstellen zu müssen entfällt vollständig, da es sich hier um echte Patienten mit echten Erkrankungen handelt. Maßnahmen können beobachtet, verinnerlicht und unter Supervision selber durchgeführt und geübt werden. Doch bringt diese Lernform nicht ausschließlich Vorteile mit sich, wie es initial vielleicht scheint. Einige der Gründe für Lern-Probleme in der Praxis möchte ich an dieser Stelle kurz umreißen.

- Generell gibt es keine Garantie dafür, in einem vorgegebenen Praxiszeitraum überhaupt der Anzahl an Patienten zu begegnen, deren Erkrankung die Behandlung mit beispielsweise einer bestimmten zu erlernenden invasiven Maßnahme wirklich bedarf, um eine Handlungssicherheit zu erreichen. Vor allem in der Präklinik sind die schwer erkrankten und/oder verletzten Patienten, bei denen Maßnahmen erforderlich sind, die eine hohe Fach- und Handlungskompetenz erfordern, rar gesät. (Bollinger, Roessler, & Russo, 2015)

- Wenn es dann doch zu einer Situation kommt, in der eine bestimmte zu erlernende Maßnahme durchgeführt werden kann oder muss, geschieht dies oft in einer unübersichtlichen Situation, da viele Personen an der Versorgung eines Patienten beteiligt sind, die alle verschiedene Aufgaben in kurzer Zeit durchführen müssen und so die Anleitung bzw. Lehre nicht mehr in dem geforderten Umfang durchgeführt werden kann.

- Wie oft auch von Auszubildenden in alltäglichen Gesprächen bemängelt wird, besteht ein Unterschied zwischen Theorie und Praxis, welcher zuweilen auch die praktische Ausführung von Maßnahmen betrifft. (Hewison & Wildman, 1996)

- Am Ende bleibt auch immer die ethische Fragestellung, vor allem in Bezug auf sehr invasive Maßnahmen, wie z.B. dem Öffnen des menschlichen Körpers, wenn dies das erste Mal direkt am lebenden Menschen durchgeführt wird. Gerade in einem Hochrisikobereich wie der Medizin, in der immer mehr versucht wird alle möglichen, vor allem auch menschlichen, Fehlerquellen zu beseitigen, darf hinter den allseits bekannten Floskeln wie „learning by doing" oder dem gerade in der Ärztezunft bekannten „see one, do one, teach one" (Halsted, 1904) doch ein großes Fragezeichen gesetzt werden.

2.2 Lernen an einem Tier- oder Humanpräparat

Insbesondere im Hinblick auf die am Ende des vorherigen Absatzes aufgeworfene Frage nach der Ethik scheint es nur logisch nach Alternativen für eine praktische Übungsmöglichkeit v.a. chirurgischer bzw. invasiver Maßnahmen zu suchen. Im Bereich der medizinischen Ausbildung, sowohl von Ärzten als auch von nicht-ärztlichem medizinischen Fachpersonal, werden daher schon seit langer Zeit Teile von tierischen Kadavern zu Übungszwecken herangezogen. Gerade Schweine scheinen hier eine gute Alternative darzustellen, da sie der Anatomie des Menschen in weiten Teilen ähneln.

Bei TeilnehmerInnen an solchen Simulationskursen mit tierischen Präparaten nehmen Selbstvertrauen und technische Fertigkeiten außerdem zu (Blaschko et al., 2007). Von den Lernenden gemachte Fehler führen darüber hinaus bei dieser

Variante nicht zu mitunter fatalen Schicksalsschlägen, wie dies beim lebenden Menschen unter Umständen der Fall sein könnte.

Doch auch das Üben an einem tierischen oder Humanpräparat hat seine Nachteile bzw. Schwierigkeiten. Die Lehreinrichtungen werden zu allererst mit organisatorischen Hürden konfrontiert, begonnen bei der rechtlichen Komponente in Hinblick auf Umgang, Lagerung, Entsorgung et cetera. Der hygienische Aspekt hat auch dazu geführt, dass es in einigen Ländern wie Kanada aus Präventionsgründen untersagt wurde tierische Präparate in der medizinischen Ausbildung zu verwenden (Blaschko et al., 2007). Ebenso sollte der ethische Aspekt von Simulationen mit Tierpräparaten oder gar lebenden Schweinen an dieser Stelle nicht unerwähnt bleiben, da sich hiergegen in der Bevölkerung zeitweise Widerstand formiert (Peta, 2012).

Des Weiteren liegt es auf der Hand, dass sowohl tierische als auch Humanpräparate nicht beliebig oft gebraucht werden können. So entstehen an dieser Stelle nicht zu vernachlässigende Kosten, die ein Training an Kadavern für die Lehreinrichtung unattraktiv erscheinen lassen können. Abschließend ist es zudem einleuchtend, dass eine echte Patientenkommunikation, die auch in der (prä-)klinischen Praxis von großer Wichtigkeit ist, bei oben genannten Lernmethoden nicht möglich ist.

2.3 Lernen an einem Simulator

Auch wegen der in Abschnitt 2.2 genannten Probleme wurden mit der Zeit vermehrt Simulatoren entwickelt, um bestimmte medizinische Maßnahmen erlernen und üben zu können. Schon vor mehr als 100 Jahren kamen Mitglieder der Ärztezunft auf die Idee basale Simulatoren für bestimmte Ereignisse zu entwickeln, z.B. für das Training in der Geburtshilfe in Hinblick auf die hohe Kindersterblichkeit (Ziv, Wolpe, Small, & Glick, 2003).

Die Vorteile gegenüber dem Training an menschlichen oder tierischen Präparaten liegen auf der Hand. Die finanziellen Belastungen werden meist auf den Anschaffungspreis, der jedoch mitunter auch sehr hoch ausfallen kann, und eventuell anfallende Reparaturen begrenzt, während der Simulator beliebig oft verwendet werden kann. Mit den wachsenden Möglichkeiten der Technologie stieg über die letzten Jahre auch die mögliche Komplexität von Simulationspuppen. Sogenannte „full-skill-Simulatoren" spiegeln in vielen Punkten die komplizierte Physiologie des menschlichen Körpers wider. Über eine zentrale Steuereinheit kann der Instruktor den Patienten inklusive seiner Vitalparameter ständig auf die Handlungen der Lernenden reagieren lassen. Hier spielt der Simulator klar seine Vorteile gegenüber menschlichen oder tierischen Präparaten aus, da der Anwendende sich sofort mit den direkten Auswirkungen seiner Maßnahmen in einem komplexen und schlüssigen klinischen Setting konfrontiert sieht. Der Erfolg steht und fällt hier jedoch auch mit dem/der Instruktor/Instruktorin, der/die den Überblick behalten und jederzeit physiologisch sinnvoll reagieren bzw. die Simulation anpassen muss.

Weitere Vorteile bestehen darin, dass kein direktes Risiko für einen echten Patienten besteht, dass der Simulator die Möglichkeit bieten kann das Aneignen von klinischen Fertigkeiten zu beschleunigen und dass dank eines immer gleichen Simulators ein standardisiertes Curriculum einfacher entwickelt werden kann. (Fritz, Gray, & Flanagan, 2008)

Am Ende ist, genauso wie beim Lernen am Präparat, jedoch leider auch hier keine echte Patientenkommunikation, v.a. in Bezug auf die non-technical-skills wie Empathie, Einfühlungsvermögen, Anamneseerhebung usw. möglich. Außerdem bleiben gerade für kleinere Einrichtungen die mitunter nicht zu knappen Kosten ein Problem. Zudem können zwar viele Merkmale lebensbedrohlicher Krankheiten dargestellt werden, nichtsdestotrotz reichen die technischen bzw. Hardware-Möglichkeiten nicht immer aus, um die klinische Realität optimal darzustellen. Hier ist auf jeden Fall noch weitere Forschung nötig, um objektive Kriterien und Rahmenbedingungen zu entwickeln, denn nicht selten kann man auf schlecht definierte Simulationen mit damit einhergehendem schlechten Lern-Outcome treffen (Murphy, Cremonini, & Kane, 2007).

2.4 Lernen in einer Simulation mit echten Probanden

Abschließend gibt es selbstverständlich noch die Möglichkeit der Simulation in einem Setting mit einem Probanden, der quasi als Schauspieler fungiert und in eine echte Interaktion mit dem Lernenden treten kann. Diese Variante birgt vor allem den Vorteil, dass die gerade im medizinischen Bereich so wichtige Komponente der Arzt/Therapeut/Pflegepersonal/etc.-Patienten Kommunikation angemessen trainiert werden kann. Dies erstreckt sich von der primär medizinisch wichtigen Anamneseerhebung bis zu den weichen, gesprächsfördernden Faktoren wie beispielsweise den drei Grundhaltungen Kongruenz, Empathie und unbedingte

Wertschätzung nach C. Rogers. (Saft, 2008) Auch hier kann sich der Instruktor der heutigen Technologie bedienen und über ein Bedienelement beispielsweise medizinisch wichtige Vitalparameter auf einem Patientenmonitor simulieren. Der Erfolg einer solchen Simulation hängt hier jedoch auch wieder von vielen menschlichen Faktoren ab, wie z.b. der schauspielerischen Leistung und dem medizinischen Verständnis des Erkrankten-/Verletztendarstellers, der Planung des Settings durch den Instruktor und der Bereitschaft der Lernenden sich in die Szenerie hineinzuversetzen. Letztendlich liegen die Grenzen dieser Simulationsvariante an der Stelle, wo am Patienten invasive Maßnahmen durchgeführt werden müssen. Hier muss dann wieder auf eine der oben genannten Methoden zurückgegriffen werden.

3   Simulation in der virtuellen Realität (virtual reality, VR)

Die virtuelle Realität im Sinne dieser Hausarbeit bezeichnet eine künstliche, dreidimensionale und durch einen Computer generierte Wirklichkeit mit Bild und Ton. Diese virtuelle Realität kann über verschiedene Wege dargestellt werden, z.B. über Großbildleinwände oder über ein sogenanntes „Head-mounted-display", auch bekannt als VR-Brille. Mit zusätzlichen, speziellen Eingabegeräten ist auch eine Interaktion mit den Inhalten der virtuellen Simulation möglich (Bendel, ohne Jahresangabe).

Die gestiegenen Rechenleistungen der Computer-Hardware in Zusammenhang mit der Möglichkeit der Programmierung von jeder nur erdenklichen Umgebung und Situation bieten somit zumindest auf den ersten Blick eine nie dagewesene Lernerfahrung. Dass es bereits zum Ende des 20. Jahrhunderts immer mehr VR-Anwendungen für die medizinische Ausbildung auf dem Markt gab, scheint diese Vermutung zu unterstreichen (Székely & Satava, 1999).

Um für diese Annahme eine evidenzbasierte Begründung zu finden, wurde eine Literaturrecherche in verschiedenen Datenbanken, darunter „PubMed", „CINAHL", „ERIC", „CENTRAL", „CDSR" und Google Scholar durchgeführt. Die dafür verwendeten und auf verschiedene Weise untereinander kombinierten Stichwörter lauteten   u.a.:   „virtuelle   Realität",   „medizinische   Ausbildung" „Gesundheitsfachberufe",   „virtuelle   Simulation",   „virtual   reality", „medical/physician/nursing   education/training",   „virtual   simulator/simulation", „effectiveness", „immersive".

Um einen Überblick der bisher veröffentlichten Literatur zu bekommen ohne den Rahmen dieser Studienarbeit zu überdehnen, wurde dabei zunächst vor allem nach eventuell vorhandenen systematischen Übersichtsarbeiten und Metaanalysen Ausschau gehalten. Auf den folgenden Seiten sollen die nach Meinung des Verfassers dieser Arbeit relevantesten Ergebnisse verschiedener Studien, Papers, Analysen und Reviews dargestellt werden.

3.1 Effektivität der Simulation in der virtuellen Realität

Nachdem der Einsatz der virtuellen Realität bereits erfolgreich in der Ausbildung von Piloten eingesetzt wurde, da sie in der Lage ist realistische live-Umgebungen zu schaffen (Uranüs, Yanik, & Bretthauer, 2004), scheint es nur logisch diesen Ansatz auch in einem weiteren Hochrisikobereich, der Medizin, zu erproben.

Bereits 1991 wurde die virtuelle Realität das erste Mal im medizinischen Bereich eingeführt, genauer in der Chirurgie. Die Akzeptanz fiel hier zu Beginn eher mäßig aus, insgesamt herrschte viel Skepsis vor, wohl auch weil gute, kontrollierte, klinische Studien fehlten (Riva, 2003).

2003 stellten Mantovani et al. in einem Beitrag in einer psychologischen Fachzeitschrift fest, dass das Training in der virtuellen Realität das Potential bietet, das Lernen zu verändern und zu verbessern. Die Autoren sehen einen ergiebigen, interaktiven und einnehmenden didaktischen Kontext, der das Lernen durch Erfahrung unterstützt (Mantovani, Castelnuovo, Gaggioli, & Riva, 2003). Unabhängig vom Inhalt der Simulationen scheint ein Vorteil der virtuellen Simulation im sogenannten „Eintauchen" (im Englischen „immersion") zu bestehen. Wie in der Realität erleben wir durch die sogenannte „first-person-experience" eine Interaktion persönlich, subjektiv und nehmen Erfahrungen hin, ohne diese über Umwege z.B. durch eine dritte Person wie eine Lehrkraft aufnehmen und verarbeiten zu müssen (Winn, 1993).

Auch McGuire (1996) sieht hier den Vorteil, dass die Lernenden sich durch die neuen Informationen ihre eigene Sicht der Dinge erarbeiten können, ohne diese von einer Lehrkraft übernehmen zu müssen.

Neben dem oben indirekt zitierten William Winn sehen andere AutorInnen in ihren Untersuchungen ebenso genau in dieser Immersion in einer virtuellen Umgebung, die der Realität stark ähnelt, eine Möglichkeit Lernprozesse von *healthcare professionals* zu verändern und zu verbessern. (Dalgarno & Lee, 2010)

Zusätzlich zu diesen Vorteilen des experimentellen und aktiven Lernens bietet die virtuelle Realität auch eine nie dagewesene Visualisierungsmöglichkeit, vor allem in Bereichen, die nicht in der Realität erforscht bzw. betreten werden können (z.b. das Betreten einer Blutbahn, einer Zelle, etc.). Des Weiteren können Dinge greifbarer gemacht werden, die sonst schwer verständlich erscheinen, z.b. physikalische Gesetze oder Grundlagen (Dede, M.C., & Loftin, 1996). Auch bezüglich der Unterrichtsnachbereitung zeigen sich Vorteile beim Einsatz einer virtuellen Realität. So können die Unterrichtseinheiten aufgezeichnet, gespeichert und später durch den Lehrenden, ggf. auch gemeinsam mit dem Schüler, angesehen und evaluiert werden (Taffinder, Sutton, Fishwick, McManus, & Darzi, 1998).

Da die Möglichkeiten der Verwendung im medizinischen Bereich sehr vielfältig sind, muss bei einer genaueren Betrachtung spezifischer zwischen den Lernzielen der einzelnen Anwendungen unterschieden werden:

3.1.1 Theoretische Ausbildung

Das große Spektrum der VR-Applikationen beginnt in der theoretischen Ausbildung, speziell in der Anatomie und Physiologie, wobei diesem Bereich oft große Möglichkeiten zugesprochen werden. (Dobson et al., 2003)
Schultheis und Rizzo (2001) fassten in einer Arbeit einen Großteil aller bis dato erforschten Vorteile der VR-Technologie zusammen. So wird postuliert, dass ein Training in einer virtuellen Realität sehr gut sei, um verschiedenen Ansprüchen der Auszubildenden bzw. ihren persönlichen Lerntypen gerecht zu werden (auch wenn die Theorie von überhaupt vorhandenen bzw. klar voneinander zu unterscheidenden Lerntypen durchaus angezweifelt werden darf) (Kirschner, 2016). Außerdem scheint die Möglichkeit gegeben, dass eine Test-Situation vergessen wird, wenn die VR sehr realistisch erscheint. Des Weiteren wird eine gesteigerte Partizipation der TeilnehmerInnen gesehen, da zum Beispiel „Gaming-Faktoren" in die Ausbildung eingebracht werden. Abschließend sei noch der Vorteil zu nennen, dass in einer VR zu jeglicher Zeit vollkommene Sicherheit gegeben ist, obwohl auch gefährliche Inhalte Bestandteil der Ausbildung sein können (Schultheis & Rizzo, 2001).

In einer Literaturübersicht stellte Hansen (2008) fest, dass die VR viel pädagogisches Potential bietet. Neben der Möglichkeit eines Gruppen-Unterrichtes findet je nach Variante des Gruppen-Unterrichtes aktives Lernen statt. Hinzu kommt, dass gerade für Schülerinnen und Schüler, für die es u.U. im normalen Unterricht schwierig ist sich einzubringen, neue Möglichkeiten geboten werden bzw. auch die Motivation steigen kann, indem sie mit den anderen KursteilnehmerInnen, hier als sog. „Avatare", kommunizieren können. Außerdem müssen sie in dieser sicheren Umgebung keine Sorgen davor haben, dass eventuelle Fehler Folgen haben. Alles in allem könne die VR die Teilnehmenden ermutigen mitzuwirken und zu kooperieren (Hansen, 2008).

Auch andere AutorInnen sehen ähnliche erzieherische Vorteile durch den Einsatz einer VR. So erleichtert sie die Mitwirkung der Lernenden und enthält Möglichkeiten zur sozialen Interaktion, indem sie soziale Grenzen auflösen und soziale Angst minimieren kann. Sie ist oft motivationssteigernd, wohl auch, weil sie den Lernpräferenzen der Milleniumgeneration entgegenkommt (Jarmon, Traphagan, Mayrath, & Trivedi, 2009).

3.1.2 Klinik/Chirurgie

Ein weiterer großer, wenn nicht sogar zur Zeit der größte, Anwendungsbereich findet sich in der chirurgischen Ausbildung. Da die praktischen Übungsmöglichkeiten außerhalb des OP-Saals früher sehr begrenzt bzw. die dafür verwendeten Übungsgeräte sehr improvisiert waren, wurden schon in den 1990er Jahren Versuche unternommen VR-Simulatoren zu entwickeln (Satava, 1993). Die technischen Möglichkeiten waren vor 25 Jahren noch deutlich begrenzter als heute, vor allem in Bezug auf Grafik- und Rechenleistung, und so sind seitdem stetig neue Anwendungen auf dem Markt erschienen, die mit zunehmender Komplexität auch verbesserte Trainingseffekte in Hinblick auf traditionelle Methoden zeigen konnten. So zeigte eine randomisierte Studie, dass bei Benutzung eines VR-Trainers für minimal-invasive Chirurgie effektive Erfolge in Hinblick auf die Fertigkeiten von Anfängern erzielt wurden (Ali, Mowery, Kaplan, & DeMaria, 2002). In einer weiteren Untersuchung schlussfolgerte eine Autorengruppe um einen Kardiologen der Universität Ulm, dass die Ausbildung (bei ihnen speziell mit Sicht auf die Anatomie und Physiologie des Herzens) in der virtuellen Realität traditionellen Lehrmethoden teilweise überlegen ist (Friedl et al., 2002).

Auch mit einer im Zeitalter der evidenzbasierten Medizin sehr hoch angesehenen randomisierten, kontrollierten und doppelt verblindeten Studie konnten Vorteile für ein Training in der virtuellen Realität identifiziert werden. So trainierten zwei Trainingsgruppen quasi „gegeneinander" die Laparoskopie. Die eine Gruppe mit einem VR-Trainer, die andere Gruppe mit einem Standard-Trainingsprogramm ohne virtuelle Realität. Die Auswertung ergab, dass die VR-trainierten Teilnehmer 29% schneller eine Gallenblase entfernen konnten, während dabei auch 5x weniger die Gallenblase verletzt, durchschnittlich 6x weniger allgemeine Fehler gemacht und 7x weniger während der Maßnahme vorübergehend gezögert wurde (Seymour et al., 2002).

Abschließend ist der Einsatz einer virtuellen Realität, gerade in Hinblick auf immer häufiger geführte Diskussionen ob der ethischen Grundlage von Versuchen/Trainings mit Tieren, speziell in der Chirurgie eine gute Alternative (Erel, Aiyenibe, & Butler, 2003).

3.1.3 Präklinik

Darüber hinaus ist, wie schon in der Einleitung erwähnt, auch in der Präklinik ein gesteigerter Bedarf nach neuen, innovativen und hochwertigen Ausbildungsmöglichkeiten zu verzeichnen. Im deutschen Rettungsdienst lassen sich zurzeit zwei größere und aktuelle Projekte zum Einsatz einer virtuellen Realität in Aus-, Fort- und Weiterbildung ausmachen. Das Projekt „inSitu" fragt in einer angesehenen Fachzeitschrift sogar bereits nach einer eventuellen neuen Ära in der MANV-Ausbildung (Massenfall von Verletzten). Hier bieten sich in der Lehrsituation verschiedene Szenarios, welche in der Praxis nur schwer bis gar nicht simulierbar sind, und selbst wenn sie simuliert werden nicht einfach wiederholbar sind. Die AutorInnen erwarten nach den ersten Untersuchungen einen höheren Lerneffekt (Lorenz et al., 2016). Auch im Ausland wurde im Bereich der MANV-Ausbildung schon auf virtuelle Realitäten zurückgegriffen und die Testpersonen waren durchweg begeistert & überzeugt (Cohen et al., 2013).

Doch auch außerhalb der Simulation von Großschadenslagen wird in Deutschland auf dem Gebiet der VR-Simulationen in der Präklinik geforscht. Beim Projekt EPICSAVE (Enhanced ParamedIC vocational training with Serious games And Virtual Environments) sollen angehende Notfallsanitäter systematisch auf den Einsatz vorbereitet werden. In verschiedenen Szenarien lernen sie z.B. auf eine allergische Reaktion richtig zu reagieren. Die Datenerhebung sowie die (Weiter-)Entwicklung der Prototypen läuft noch, wobei auch Daten aus didaktischer Sicht vom Frauenhofer Institut ausgewertet werden sollen (EPICSAVE, 2018).

Außerhalb des zivilen Rettungsdienstes bildet beispielsweise auch die US Navy ihre SoldatInnen teilweise innerhalb einer virtuellen Realität aus und forscht weiter auf diesem Gebiet, weil die EntscheidungsträgerInnen der Meinung sind, dass es in Zukunft ein essentielles Element sowohl der militärischen, als auch der zivilen medizinischen Ausbildung sein wird (Dunne & McDonald, 2010).

Beim Erlernen von sogenannten Combat Medical Skills in einer neuen virtuellen Umgebung („new wide area virtual Environment [WAVE]), waren die lernenden Soldaten durchweg überzeugt und forderten mehr VR-Training anstatt traditioneller Methoden (Goolsby, Vest, & Goodwin, 2014).

3.2 Erfolgsmessung

Auch wenn eine Anwendung in der virtuellen Realität die Performance der Teilnehmenden ohne menschliche Supervision an sich direkt beurteilen und objektiv vergleichen vermag (Cosman, Cregan, Martin, & Cartmill, 2002), so stellt sich die Frage, inwieweit sich die Effektivität einer VR-Anwendung bzw. -Einheit messen lässt, als viel wichtiger dar, als das relativ unproblematische Anfertigen einer VR an sich (de Freitas, Rebolledo-Mendez, Liarokapis, Magoulas, & Poulovassilis, 2010). Hierfür gibt es einige wenige Ansätze, z.B. wurden von einer Forschergruppe um de Freitas und Oliver (2006) vier verschiedene Rahmenbedingungen formuliert, die dabei helfen sollen Simulationslernen möglichst effektiv, z.B. mit Hilfe einer Checkliste, zu evaluieren:

1. Der Kontext

D.h. die Frage nach der Lernumgebung, in der das Lernen stattfindet, z.B. einer formellen oder informellen Umgebung, den technischen Rahmenbedingungen bzw. dem Zugang zu verschiedenen Materialien. Hinzukommt dann die Frage nach einer möglichen Beeinflussung des Lernens durch den Kontext bzw. die Umgebung und die Überlegung, inwiefern dies mit der Praxis verbunden werden kann.

2. Die Spezifitäten des/der einzelnen Lernenden

Dazu gehören u.a. seine/ihre Persönlichkeit, seine/ihre Rolle, seine/ihre Kompetenzen, sein/ihr Alter, sein/ihr Lernhintergrund u.v.m. Es sollte sich die Frage gestellt werden was die präferierten Lernstile der TeilnehmerInnen sind und wie die Lernenden, im Idealfall in Lerngruppen, am besten unterstützt werden können.

3. Die Art und Weise der Darstellung

An dieser Stelle geht es zunächst um die rein praktische Überlegung, welche Software etc. das Lernen potentiell am besten unterstützen kann. Weiterführend ist dafür relevant welcher Grad an Realitätstreue, Interaktivität und in der VR vor allem welche Tiefe der Immersion angestrebt werden sollte bzw. nötig ist, um das *outcome* der Lernenden bestmöglich zu beeinflussen.

4. Die Pädagogik hinter der Anwendung

Hierbei geht es beispielsweise um die verschiedenen Lernmodelle die eingesetzt und Herangehensweisen die gewählt werden. Des Weiteren ist es an dieser Stelle sehr wichtig, sich objektiv die Lernziele bewusst zu machen und zu überlegen, inwieweit diese durch die Anwendung erreicht werden können und wenn ja, wie dies am besten funktioniert. Auch die Frage in welchem Maße ein Briefing/Debriefing der Einheit das Lern-Outcome verbessern kann sollte gestellt werden.

All diese Fragestellungen sind wichtig um die virtuelle Umgebung perfekt an die Zielgruppe, Umgebung, Lerninhalte etc. anpassen zu können, um vordefinierte Lernziele erreichen zu können.

4 Diskussion

Auf den vorhergehenden Seiten wurden verschiedene Einsatzbereiche der virtuellen Realität in der Aus-, Fort- und Weiterbildung von medizinischem Fachpersonal und Ärzten/innen aufgezeigt.

AutorInnen verschiedenster Untersuchungen, Studien, Umfragen etc. in den drei großen VR-Bereichen theoretische Ausbildung, Chirurgie und Präklinik zeichnen insgesamt ein relativ positives Bild der bisher angewandten Lösungen bzw. sehen oft eine durchaus erfolgreiche Zukunft der Simulation in der virtuellen Realität.

Zu einem gleichen Ergebnis kam auch Karunasekera (2011) in seiner Masterarbeit, der durch den größeren Umfang seiner Arbeit die Möglichkeit zu einer systematischen Übersichtsarbeit verschiedener Studien hatte und dabei über die Bewertung verschiedener Kategorien zu dem Schluss kam, dass eine virtuelle Simulation vor allem prozessuale Fertigkeiten im Vergleich zu Standard-Trainingsmethoden verbessern kann.

In Hinblick auf die erarbeiteten Ergebnisse kann an dieser Stelle gesagt werden, dass die virtuelle Realität auf jeden Fall ihre Daseinsberechtigung in der medizinischen Bildung hat und ihre Inzidenz wohl noch ausbauen wird. Sie kann Simulationen, die sich durch eine hohe Wiedergabetreue auszeichnen effektiv ergänzen bzw. diese vervollständigen (Van Herzeele et al., 2007).

Sie scheint Lernprozesse zu vereinfachen und zu verbessern und die Motivation der Auszubildenden zu steigern. Sie bietet neue Methoden, die verschiedene Defizite, wie ethische, finanzielle oder praktische beim Training am lebenden Menschen umgeht (Reznek, Harter, & Krummel, 2002). So bleibt zu hoffen, dass aus dem eingangs erwähnten und in der Medizin so häufig gebrauchten „see one, do one, teach one" (Halsted, 1904) in nicht allzu ferner Zukunft ein "see one, then simulate, simulate and simulate, before doing one" (Mariani & Pêgo-Fernandes, 2011, S. 370) entstehen wird.

Abschließend ist zu sagen, dass für ein solch aktuelles und spannendes Thema, welches ungeahnte didaktische und pädagogische Möglichkeiten bietet, weitere sowohl große als auch aktuelle Studien nötig sind, um beispielsweise die Effektivität einer VR-basierten Ausbildung besser messen und die virtuelle Realität eventuell auch noch mehr in den Mittelpunkt einer curricularen Planung bzw. Umsetzung rücken zu können. Im Hinblick hierauf sei auf das angekündigte Review-Vorhaben der Cochrane Collaboration verwiesen (Saxena et al., 2016), dass die Vor- und Nachteile einer VR-Umgebung für die Ausbildung von Gesundheitsberufen strukturiert und evidenzbasiert erarbeiten möchte. Dieses darf wohl mit Spannung erwartet werden.

5 Literaturverzeichnis

Ali, M., Mowery, Y., Kaplan, B., & DeMaria, E. (2002). Training the novice in laparoscopy. *Surgical Endoscopy And Other Interventional Techniques, 16*(12), S. 1732-1736. doi:10.1007/s00464-002-8850-6

Bendel, O. (ohne Jahresangabe). *Gabler Wirtschaftslexikon, Stichwort: virtuelle Realität*. (S. G. Verlag, Herausgeber) Abgerufen am 4. März 2018 von http://wirtschaftslexikon.gabler.de/Archiv/-2045879784/virtuelle-realitaet-v2.html

Blaschko, S., Brooks, H., Dhuy, S., Charest-Shell, C., Clayman, R., & McDougall, E. (2007). Coordinated Multiple Cadaver Use for Minimally Invasive Surgical Training. *JSLS : Journal of the Society of Laparoendoscopic Surgeons, 11*(4), S. 403-407.

Bollinger, M., Roessler, M., & Russo, S. (2015). Inzidenz invasiver ärztlicher Maßnahmen im Rettungsdienst. *Notfall + Rettungsmedizin*, (18), S. 215-221. doi:10.1007/s10049-015-0001-4

Cohen, D., Sevdalis, N., Taylor, D., Kerr, K., Heys, M., Willett, K., . . . Darzi, A. (2013). Emergency preparedness in the 21st century: training and preparation modules in virtual environments. *Resuscitation, 84*(1), S. 78-84.

Cosman, P., Cregan, P., Martin, C. J., & Cartmill, J. (2002). Virtual reality simulators: Current status in acquisition and assessment of surgical skills. *ANZ Journal of Surgery*(72), S. 30-34. doi:10.1046/j.1445-2197.2002.02293.x

Dalgarno, B., & Lee, M. (2010). What are the learning affordances of 3-D virtual environments? *British Journal of Educational Technology, 41*(1), S. 10-32. doi:10.1111/j.1467-8535.2009.01038.x

de Freitas, S., & Oliver, M. (2006). How can exploratory learning with games and simulations within the curriculum be most effectively evaluated? *Computers & Education*, (46), S. 249-264. doi:10.1016/j.compedu.2005.11.007

de Freitas, S., Rebolledo-Mendez, G., Liarokapis, F., Magoulas, G., & Poulovassilis, A. (2010). Learning as immersive experiences: Using the four-dimensional framework for designing and evaluating immersive learning experiences in a virtual world. *British Journal of Educational Technology*, (41), S. 69-85. doi:10.1111/j.1467-8535.2009.01024.x.

Dede, C., M.C., S., & Loftin, R. (1996). ScienceSpace: virtual realities for learning complex and abstract scientific concepts. *Proceedings of the IEEE 1996*

Virtual Reality Annual International Symposium, S. 246-252. doi:10.1109/VRAIS.1996.490534

Dobson, H., Pearl, R., Orsay, C., Rasmussen, M., Evenhouse, R., Ai, Z., . . . Abcarian, H. (2003). Virtual reality: New method of teaching anorectal and pelvic floor anatomy. *Diseases of the Colon and Rectum, 46*(3), S. 349-352. doi:10.1007/s10350-004-6554-9

Dunne, J., & McDonald, C. (2010). Pulse!!: A Model for Research and Development of Virtual-Reality Learning in Military Medical Education and Training. *Military Medicine, 175*(7), S. 25-27.

EPICSAVE. (2018). *Internetauftritt EPICSAVE*. Abgerufen am 9. März 2018 von http://www.epicsave.de/

Erel, E., Aiyenibe, B., & Butler, P. (2003). Microsurgery simulators in virtual reality: review. *Microsurgery, 23*(2), S. 147-152.

Focus Money. (ohne Jahresangabe). *Statista - Das Statistik-Portal.* Abgerufen am 13. März 2018 von Prognostizierte Entwicklung der Altersstruktur in Deutschland von 2010 bis 2050 (in Millionen Einwohner): https://de.statista.com/statistik/daten/studie/163252/umfrage/prognose-der-altersstruktur-in-deutschland-bis-2050/

Friedl, R., Preisack, M., Klas, W., Rose, T., Stracke, S., Quast, K., . . . Gödje, O. (2002). Virtual reality and 3D visualizations in heart surgery education. *The Heart Surgery Forum, 5*(3), S. 17-21.

Fritz, P., Gray, T., & Flanagan, B. (2008). Review of mannequin-based high-fidelity simulation in emergency medicine. *Emergency Medicine Australasia, 20*(1), S. 1-9. doi:10.1111/j.1742-6723.2007.01022.x

Goolsby, C., Vest, R., & Goodwin, T. (2014). New Wide Area Virtual Environment (WAVE) medical education. *Military Medicine, 179*(1), S. 38-41. doi:10.7205/MILMED-D-13-00310

Halsted, W. (1904). The training of the surgeon. *Bull Johns Hopkins Hospital,* (15), S. 267-276.

Hansen, M. (2008). Versatile, Immersive, Creative and Dynamic Virtual 3-D Healthcare Learning Environments: A Review of the Literature. *Journal of Medical Internet Research, 10*(3), S. e26.

Hewison, A., & Wildman, S. (1996). The theory-practice gap in nursing: a new dimension. *Journal of Advanced Nursing, 24*(4), S. 754-761.

Jarmon, L., Traphagan, T., Mayrath, M., & Trivedi, A. (2009). Virtual world teaching, experiential learning, and assessment: An interdisciplinary communication course in Second Life. *Computers & Education, 53*(1), S. 169-182. doi:10.1016/j.compedu.2009.01.010

Karunasekera, P. (2011). Von Effectiveness of Virtual Reality Based Immersive Training for Education of Health Professionals: a Systematic Review. Unveröffentlichte Masterarbeit, University of Canterbury.: http://hdl.handle.net/10092/6721 abgerufen am 09.März 2018

Kirschner, P. (2016). Stop propagating the learning styles myth. *Computers & Education*(106), S. 166-171. doi:10.1016/j.compedu.2016.12.006

Lorenz, D., Armbruster, W., Vogelsang, C., Hoffmann, H., Pattar, A., Schmidt, D., . . . Kubulus, D. (2016). Eine neue Ära der MANV-Ausbildung? *Der Anaesthesist, 65*(9), S. 703-709.

Lux, H. (2017). Regulierter Wissenstransfer in der Medizin. *Bayerisches Ärzteblatt, 2017,* (4), S. 139.

Mantovani, F., Castelnuovo, G., Gaggioli, A., & Riva, G. (2003). Virtual Reality Training for Health-Care Professionals. *Cyberpsychology & Behavior: The Impact Of The Internet, Multimedia And Virtual Reality On Behavior And Society, 6*(4), S. 389-395.

Mariani, A., & Pêgo-Fernandes, P. (2011). Medical education: simulation and virtual reality. *Sao Paulo Medical Journal = Revista Paulista De Medicina, 129*(6), S. 369-370.

McGuire, E. (1996). Knowledge representation and construction in hypermedia environments. *Telematics and Informatics, 13*(4), S. 251-260.

Murphy, J., Cremonini, F., & Kane, G. D. (2007). Is simulation based medicine training the future of clinical medicine? *European Review for Medical and Pharmacological Sciences, 11*(1), S. 1-8.

Peta. (2012). *RWTH Aachen stellt OP-Kurs an lebenden Schweinen ein.* Abgerufen am 13. März 2018 von Peta: https://www.peta.de/rwth-aachen-stellt-op-kurs-an-lebenden-schweinen-ein-nach-schreiben-von#.WqfP_OjOXIU

Psotka, J. (1995). Immersive training systems: Virtual reality and education and training. *Instructional Science, 25*(5-6), S. 405-431.

Rall, M., Koppenberg, J., Hellmann, L., & Henninger, M. (2013). Crew Resource Management (CRM) und Human Factors. In H. Moecke, H. Marung, & S.

Oppermann, *Praxishandbuch Qualitäts- und Risikomanagement im Rettungsdienst* (S. 149-157). Berlin: Medizinisch Wissenschaftliche Verlagsgesellschaft.

Reznek, M., Harter, P., & Krummel, T. (2002). Virtual Reality and Simulation: Training the Future Emergency Physician. *Academic Emergency Medicine, 9*(1), S. 78-87. doi:10.1197/aemj.9.1.78

Riva, G. (2003). Applications of Virtual Environments in Medicine. *Methods of information in medicine, 42*(5), S. 524-534.

Saft, D. (20. Juli 2008). *www.heilpeadagogik-info.de*. Abgerufen am 13. März 2018 von https://www.heilpaedagogik-info.de/spieltherapie/18-grundhaltung-rogers-empathie.html

Satava, R. M. (1993). Virtual reality surgical simulator. The first steps. *Surgical Endoscopy,* (7), S. 203-205.

Saxena, N., Kyaw, B., Vseteckova, J., Dev, P., Paul, P., Lim, K., . . . Car, J. (2016). Virtual reality environments for health professional education (Protocol). *Cochrane Database of Systematic Reviews, 2016* (Issue 2. Art. No.: CD012090). doi:10.1002/14651858.CD012090

Schultheis, M., & Rizzo, A. (2001). The application of virtual reality technology in rehabilitation. *Rehabilitation Psychology, 46*(3), S. 296-311. doi:10.1037/0090-5550.46.3.296

Seymour, N. E., Gallagher, A. G., Roman, S. A., O'Brien, M. K., Bansal, V. K., Andersen, D. K., & Satava, R. M. (2002). Virtual Reality Training Improves Operating Room Performance: Results of a Randomized, Double-Blinded Study. *Annals of Surgery, 236*(4), S. 458-464.

Székely, G., & Satava, R. M. (1999). Virtual reality in medicine. *BMJ : British Medical Journal, 319*(7220), S. 1305.

Taffinder, N., Sutton, C., Fishwick, R., McManus, I., & Darzi, A. (1998). Darzi, A., Fishwick, R., Mcmanus, I.C., Sutton, C., & Taffinder, N.J. (1998). Validation of virtual reality to teach and assess psychomotor skills in laparoscopic surgery: results from randomised controlled studies using the MIST VR laparoscopic simulator. *Studies in health technology and informatics,* (50), S. 124-130.

Uranüs, S., Yanik, M., & Bretthauer, G. (2004). Virtual Reality in Laparoscopic Surgery. *Studies in Health Technology and Informatics,* (104), S. 151-155. doi:10.3233/978-1-60750-947-9-151

Van Herzeele, I., Aggarwal, R., Choong, A., Brightwell, R., Vermassen, F., & Cheshire, N. (2007). Virtual reality simulation objectively differentiates level ofcarotid stent experience in experienced interventionalists. *Journal of Vascular Surgery, 46*(5), S. 855-863. doi:10.1016/j.jvs.2007.06.028.

Winn, W. (1993). Abgerufen am 7. März 2018 von A Conceptual Basis for Educational Applications of Virtual Reality: http://www.hitl.washington.edu/research/education/winn/winn-paper.html~

Ziv, A., Wolpe, P., Small, S., & Glick, S. (2003). Simulation-Based Medical Education: An Ethical Imperative. *Academic Medicine, 78*(8), S. 783-788.

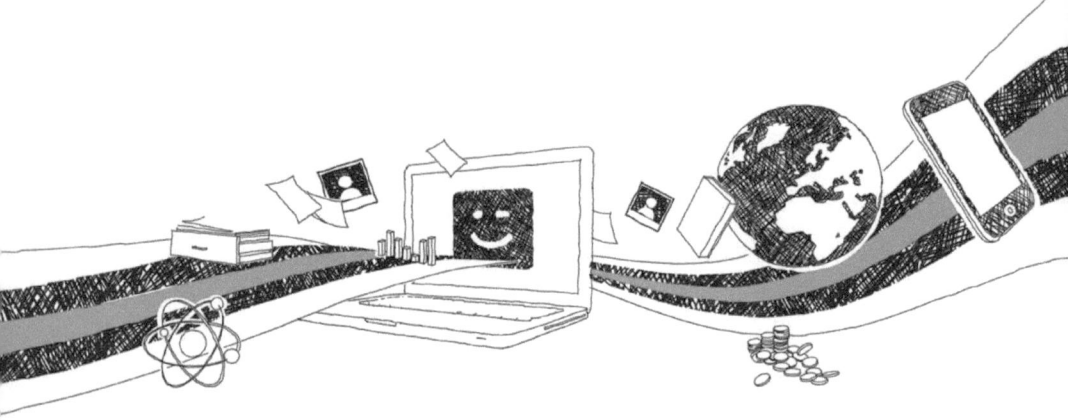